ESSAIS SUR LE TRAITEMENT

DE

LA NEURASTHÉNIE

(Cure libre — Assistance familiale).

ESSAIS SUR LE TRAITEMENT

DE

LA NEURASTHÉNIE

(Cure libre – Assistance familiale)

PAR

Le Docteur FALIBOIS

DE NICE

PARIS

G. STEINHEIL, ÉDITEUR

2, RUE CASIMIR-DELAVIGNE, 2

1904

ESSAIS SUR LE TRAITEMENT

DE

LA NEURASTHÉNIE

(Cure libre. — Assistance familiale)

Nous vous présentons quelques réflexions à propos du traitement de la neurasthénie.

Les observations suivantes font partie d'une étude que nous publierons ultérieurement, le Dr Marie et moi ; elles n'ont d'intérêt en ce congrès que par l'application que l'on pourrait faire à la neurasthénie de la cure libre et de l'assistance familiale.

Je ne crois pas qu'il soit utile de s'étendre sur cette

We wish to say a few words to you about the treatment of « Neurasthenie ».

The following remarks form part of a treatise which Doctor Marie and I are about to publish shortly ; but they are interesting at this meeting on accourt of their possible application to Neurasthenia by the « Cure Libre » and « L'Assistance Familiale ».

I do not consider it expedient to dwell on this protei-

maladie protéiforme qu'est la neurasthénie ; je me permets simplement, en deux mots, de vous faire part de l'idée maîtresse qui nous conduira dans l'étude de la neurasthénie.

Qu'est-ce que la neurasthénie ?

Les définitions sont innombrables, ainsi que les symptômes.

Affaiblissement durable de la force nerveuse, disent les uns, faiblesse irritable, disent les autres.

« Cette affection, dit le D_r Dutil, semble avoir sa raison d'être dans un épuisement, une faiblesse persistante et *irritable* des centres nerveux, dont la nature et le mécanisme demeurent ignorés ; elle se traduit par des troubles pour la plupart subjectifs, très nombreux et, suivant le cas, très diversement associés.

---

form disease. I simply wish, in a few words to show you the main idea which will lead us to the study of Neurasthenia.

What is Neurasthenia ? The definitions like the symptoms are numerous. Some say it is a chronic weakness of the nervous system, some irritable weakness.

« This affection » says D_r Dutil « seems to originate in exhaustion, a lasting and irritable weakness of the nervous system of whose nature and mechanism we are ignorant. It declares itself by symptoms generally subjective, very numerous, et sometimes very diverse.

« Malgré ce polymorphisme, la maladie se caractérise toujours par un certain nombre de symptômes fondamentaux, la céphalée, la rachialgie, la dyspepsie par atonie gastro-intestinale, la dépression cérébrale, un certain état mental, l'asthénie neuro-musculaire, l'insomnie, tous symptômes que *Charcot* considérait comme les vrais stigmates de la neurasthénie. »

« Il faut bien avouer, dit Pierre Janet, que la neurasthénie est une maladie encore très vaguement déterminée ; elle contient encore probablement un grand nombre de troubles qui sont simplement des débuts d'autres névroses et d'autres psychoses. »

Vous voyez par ces deux citations l'aveu de ce que nous savons tous, c'est que sous le nom de neurasthénie

---

In spite of these polymorphism, the illness shows itself by certain, fundamental symptoms, « cephalia, rachialgia, et dyspepsia » not by « atonie gastro-intestinale »; « dépression cérébrale », a certain mental state, l' « asthénie neuro-musculaire », « insomnie »; all symptoms which Charcot considered the real symptoms of Neurasthenia.

« We must confess », said Pierre Janet, « that Neurasthenia is a disease still undetermined. It si probably simply the beginning of other « névroses » et « psychoses ».

You see by these two statements that under the name of Neurasthenia, we have united things most unlike :

on a réuni l'assemblage le plus dissemblable, des hysté-
riques, des psychasténiques, des délirants et..... des
paralytiques généraux au début.

Nous avons l'intention ultérieurement de chercher à
démontrer que la neurasthénie procède d'un trouble ori-
ginel unique, que ce trouble est un trouble de la volonté,
ou plutôt une perversion de nos volitions, en un mot
que la neurasthénie est une *maladie de la volonté*.

Ce n'est pas ici le moment de vous faire part de notre
conception de la neurasthénie ; qu'il nous suffise de vous
dire que c'est de cette conception qu'est née l'idée thérapeutique objet de cette communication.

Je ne vous referai pas l'histoire du traitement de la
neurasthénie, ce serait un trop long et trop fastidieux
travail. Le traitement de Weir-Mitchell a servi de base

---

the hysterical, « psychasthéniques », delirious, « paralytiques généraux au début ». Later on we shall try
to show that Neurasthenia is brought on by a unique
symptom i. e. the perturbation of the will, or rather, a
perversion of our « volitions ». In short, Neurasthenia is
an affection of the will (Maladie de la volonté). We need
not here explain our conception of Neurasthenia. It is
enough to tell you that this « therapeutic » idea, the
object of my speech is born of this conception.

I shall not go over the history of the treatment of
Neurasthenia again. It would be too long and fastidious a
task. Weir Mitchell's treatment has formed a foundation

à des variations infinies et tous les agents thérapeutiques, physiques et chimiques ont successivement été
employés.

On s'est successivement attaqué à chacun des symptômes principaux sans se rendre compte que ces moyens
employés n'agissaient que parce qu'ils s'adressaient à la
volonté.

On refaisait à un autre point de vue ce qui a été fait
pour l'hystérie. Que cherche-t-on dans le traitement de
l'hystérie ? Une seule chose, le réveil de la sensibilité.
Que voulons-nous dans la neurasthénie ? Une seule
chose, le réveil de la volonté.

Lorsqu'il s'agit d'un neurasthénique avéré, présentant
ce polymorphisme symptomatique dont il a été question

---

for many others. All the « thérapeutiques, physiques,
chimiques » agents have been successfully used.

We have attacked each principal symptom without
understanding that those means employed only succee-
ded because they were applied to the will. We are doing
for Neurasthenia, what has been done for Hysteria.

What is our object in our treatment of hysteria ? (One
thing), the awakening of our sensibility.

What do we wart to obtain in Neurasthenia ? The awakening of the will.

When it concerns a real « Neurasthénique » giving
signs of this « polymorphisme symptomatique » men-

plus haut, la première mesure conseillée, le premier moyen employé, c'est *l'isolement*.

De quelle façon va-t-on mettre en œuvre cette prescription ? De la même façon que pour la tuberculose et l'aliénation mentale ; en indiquant le séjour dans un des nombreux *sanatoriums* pour nerveux, sanatoriums qualifiés des noms de maisons de santé, de maisons d'hydrothérapie.

Voici quelle sera l'idée directrice ; sur ce moyen on brodera d'autres adjuvants, qui seront l'hydrothérapie, l'électricité et souvent une polypharmacie variable avec chacun des nombreux symptômes présentés.

Tout ce qui a été dit des inconvénients du sanatorium pour tuberculeux, tout ce qui a été dit des asiles fermés pour aliénés peut être répété pour les névroses.

---

tioned above, the first step advised, the first means employed is *isolation*.

How can we put this prescription into execution ? In the same way as for consumption and insanity ; in advising a sejourn in one of the numerous sanatoriums for nervous people called « Convalescent Homes ». This is the main idea ; from this we shall derive others : « hydrothérapie » (cold water cure), electricity, and sometimes a « polypharmacie », according to the symptoms.

All that has been said of the drawbacks of consumptive hospitals, of lunatic asylums, may be repeated for nervous people.

En un mot, l'isolement dans un sanatorium est-il le traitement de choix de la neurasthénie ?

Nous ne le croyons pas. Nous croyons, au contraire, que le neurasthénique tirera plus d'avantages d'un traitement appliqué en dehors de tout sanatorium.

Que sera ce traitement ? Comment sera-t-il appliqué ? Voici ce que nous allons essayer de vous exposer le plus brièvement possible.

Quoi qu'on en ait dit, la neurasthénie n'est pas la maladie réservée exclusivement aux favorisés de la fortune. Son génie est plus égalitaire et le pauvre n'en est pas exempt.

De cette considération sociale naîtra une double conception thérapeutique.

Au riche vous indiquerez une installation qui sera sa propriété, son *home*, villa confortable, appartement

---

The question is : Is isolation in a sanatorium the best treatment for nervous affections ? We think *not*. To the contrary, we consider that this disease will be better cured *out* of hospitals. What is this treatment to be ? How is it to be applied ? This is what we are about to explain to you as shortly as possible. Whatever people say, Neurasthenia is not restricted to the rich only, the poor also are subject to it.

Hence a double conclusion. For the rich, we prescribe a luxurious villa, with every comfort. This is the « Cure libre » the « Home Sanatorium ». We must send the poor

luxueux. Ce sera *la cure libre*, ce sera le *home sanato-rium*.

Au pauvre, vous indiquerez une famille à la campagne ; vous placerez ce malade à domicile dans une chambre voisine de celle de villageois transformés en infirmiers pour la circonstance et éduqués dans ce but. Ce sera l'*Assistance familiale*.

Pourquoi n'organiserait-on pas sur notre littoral le système hollandais connu sous le nom de « Cottage system ».

Bien des villas de notre côte trouveraient là un emploi et bien des gardes-malades une occupation rémunératrice.

Le « cottage system » consiste en une villa avec jardin, habitée par un ménage de gardes et auxquels gardes on confie un malade.

---

into the country under the care of some family ; give him a room apart and the let the family nurse him. This will be « L'Assistance familiale ». Jor all patients rich and poor, it will be « la cure en liberté ».

Why should we not organize on our shores the Dutch System in other words the « Cottage System » ? Many villas on the coast would find tenants and many of our nurses remunerative employment. The Cottage system consists of a villa with garden inhabited by a keepers and these keepers we should entrust with our patients. It would be easy by this system to obtain perfect isolation

Il serait facile avec ce système de faire l'isolement le plus complet et de le graduer à volonté, de même que l'on pourrait graduer à volonté le confortable et le luxe de l'installation.

Pour les traitements accessoires, il serait facile au médecin de les organiser sur place.

Pour ces deux catégories de malades, ce sera *la cure en liberté*.

D'un côté comme de l'autre, nous offrons au neurasthénique un traitement à domicile, chez lui.

Chez lui ne veut pas dire, dans notre pensée, dans la maison où le malade a vu naître sa dépression, au milieu des soucis qui ont provoqué cette dernière, parmi les objets dont la présence constante lui rappellera ses soucis, ses ennuis. Non, là n'est pas notre but : nous voulons simplement lui créer un nouveau milieu, qui sera le sien,

---

and to graduate it as we like ; in the same way we could graduate the comfort and luxury of the installation. It would be easy for the Doctor to organize accessory treatment on the spot.

Jor both we prescribe a *home cure*.

At home does not mean, according to our idea, in the house where his illness began, in the midst of the anxiety he has caused, among objects whose constant presence will remind him of his troubls and cares. No ! that is not our idea. We simply want to change his surroundings. Make them his own if he is rich enough,

s'il est riche ; qui sera familial, s'il est moins favorisé de la fortune.

D'un côté comme de l'autre, ce sera la liberté, ce sera journellement sous ses yeux des exemples d'activité et de luttes, activité et luttes dont vous lui laisserez sa part *graduellement.*

Dans ce milieu psychiquement mieux pondéré, notre neurasthénique trouvera une ambiance plus favorable que dans la maison fermée, avec le contact et la suggestion quotidienne de voisins traînant les mêmes soucis, les racontant et les exagérant avec l'amour et la prolixité propres à ces malades.

Il suffit d'avoir vu avec quelle facilité deux ou trois neurasthéniques réunis sous le même toit et vivant la même vie se suggèrent mutuellement des accidents nou-

---

among others, if he is not. Jor both, it will be liberty. He will see daily examples of activity and struggles in which gradually he will begin to take a part. In these surroundings our patient will be much better than in the convalescent home, in contact with his fellow patients, having the same anxieties, talking about them and exaggerating them, with the prolixity peculiar to all neurasthenique patients.

We have only to see two or three under the same roof and living the same life, imagining fresh anxieties, to appreciate the advantages of a relative isolation in a place where there are no nervous complaints. I

veaux, pour apprécier les avantages d'un isolement relatif dans un milieu nerveusement intact.

Je ne crois pas qu'il existe de direction morale possible dans un milieu où se rencontrent plusieurs neurasthéniques. L'influence médicale ainsi appliquée est rapidement annihilée.

Qu'est le neurasthénique? « Un malade, nous dit Pierre Janet, ayant une perversion de sa tension nerveuse, qui de par cette perversion nerveuse ramène toujours les mêmes excitations et par conséquent les mêmes pensées ; pour sortir de cet état, il faudra un effort *volontaire* que ne permet plus la perversion de sa tension nerveuse.

Voici d'autre part ce que nous dit Henry Meige à propos du traitement des tics : « On doit recourir à deux es-

---

think there is no moral direction possible in a society where several « neurasthéniques » are together. Medical influence thus applied is rapidly annulled.

« What is a « neurasthénique » ? « A person », Pierre Janet tells us, « having perversion of the nervous system who by this perversion goes over again and again the same excitements, consequently the same thoughts. To overcome this state, an effort of the will is necessary which puts an end to the perversion of the nervous system. Again, Henry Meige says concerning the treatment of « tic » (habitudes). These are means to employ which have always been efficacious, the discipline of mobility, the discipline of immoveability.

pèces de pratiques, dont l'emploi simultané a paru toujours efficace. La discipline du mouvement ; la discipline de l'immobilité. »

Mais, à ces malades neurasthéniques ou psychasténiques, que demandez-vous ?

Cette gymnastique thérapeutique à quoi tend-elle ?

A faire, ainsi que le dit Pierre Janet, un effort volontaire, en un mot, à refaire l'éducation de sa volonté.

En l'état, qu'offrez-vous à ce malade ?

L'isolement dans un milieu d'où toute initiative est bannie, où la nécessité de cette initiative est chose superflue. Le sanatorium où chaque acte, chaque geste est prévu ; où rien ne vient encourager et aider les premiers réveils d'une volonté atrophiée ou disparue. Ce sont là

But what do we want these « Neurasthéniques », these « Psychasténiques » to do ? What is the good of this « Gymnastique Thérapeutique » ?

« To make », as Pierre Janet says, « a volountary effort », in short to renew the education of the will.

What do we offer to our patients ? Isolation in a place where all initiative is banished, and where the necessity of this initiative is absolutely superfluous ? A sanatorium, where every action, every gesture is foreseen, where there is nothing to encourage the first awakenings of the reduced will. These are the least important of the drawbacks, there are many more. Among these I have already said, the unfortunate example of surroundings

les moindres inconvénients, il en est d'autres. Parmi ces inconvénients, j'ai déjà cité l'exemple malheureux de l'entourage, entourage ne lui montrant que des exemples de défaillance et de dépression.

Il est bien entendu que les nécessités sociales vous mettront dans l'obligation de varier les conditions matérielles nécessaires, je l'ai dit plus haut et ne saurais trop le répéter. C'est affaire d'expérience !

Le neurasthénique n'est pas toujours le malade que des pertes d'argent, de situation ont conduit à la névrose ; c'est aussi, et combien souvent, celui qui va de l'aisance à la pauvreté et que des accidents affectifs ont conduit à la dépression nerveuse.

Puis, dans l'un et l'autre cas, ceux qui, moins bien organisés, ont présenté aux difficultés journalières une résistance moindre.

Vous aurez donc une installation matérielle à prévoir,

---

which shows but weakness and depression. Of course social necessity obliges us to vary the material conditions necessary. I have said so above and cannot help repeating it here. It is a matter of experience. A « Neurasthénique » is not always an invalid, whose nerves loss of money or situation has effected. It is, how often, they who rise from poverty to fortune who as a result of the mental shock have been brought to this state of

de par les considérations que je viens d'indiquer ; vous aurez le *home sanatorium*, ou l'Assistance familiale.

Home sanatorium ou Assistance familiale, voici les grandes lignes de cette thérapeutique faite de liberté.

Tout d'abord, vous déplacerez votre malade ; il faut le sortir de son milieu. Ce premier changement effectué avec le moins de fatigue possible de par le choc produit, amènera une légère modification dans sa tension nerveuse.

Vous aurez ainsi sacrifié au dogme du voyage. Je ne m'étends pas sur les avantages du voyage, d'autres ont traité cette question et en ont montré les incontestables avantages. Je crois qu'il faut éviter les longs parcours, soit sur terre, soit sur mer. Le voyage ne doit être que

---

mental depression. In both cases, those who are not so strong are unable to resist daily the least difficulty.

So we shall have the « Home Sanatorium » or « l'Assistance Familiale ». These are the main lines of this Therapeutic treatment by liberty.

First, we must move the patient, take him away from his surroundings; this first change effected with the least fatigue possible will cause a modification in the nervous system. We will sacrifice the dogma of travelling; I will not speak about the advantages of it : others have treated the question before now, and have shown the benefits derived from it. I consider that long journeys should be avoided, whether by land on sea. A journey should be

l'acte nécessaire, inévitable pour amener le changement de milieu.

Si c'est en été, vous dirigerez votre neurasthénique vers nos merveilleuses montagnes du Dauphiné, de la Savoie, de la Suisse, des Pyrénées, je parle pour le continent ; en Ecosse pour la Grande-Bretagne.

Si c'est en hiver, votre choix se portera tout naturellement vers notre enchanteresse Riviera.

Le but atteint, vous installerez votre malade dans une villa, si c'est la *cure libre* ; chez des particuliers, si c'est l'*assistance familiale*, avec autour de l'habitation un jardin, dans lequel il pourra aisément passer ses journées.

L'entourage choisi avec soin, de préférence par le médecin, sera très vite initié à ce qu'on attend de lui.

---

but the inevitable act, necessary for moving from place to place.

In summer, we shall send our patient to our glorious mountains in the Dauphine, Savoy, Switzerland, Pyrenees (I speakof the Continent). Scotland, for Great Britain.

In winter, our choice will naturally fall on our delightful Riviera. When we have decided on the place, we shall settle our patient in a villa, if it is the « Cure Libre », or in a family if it is the « Assistance familiale », with a garden round the house where he can spend his days quietly. The family carefully chosen, by the doctor if possible, his nurses will soon understand what is expected of them.

Ce sera donc sous un ciel bleu, dans la verdure, au milieu de la luxuriante végétation de notre Midi que vous placerez votre neurasthénique pendant l'hiver. L'été, dans le calme de la montagne, sur le bord des grands lacs.

Je ne résiste pas au plaisir de vous citer ce passage d'Octave Mirbeau (*Vingt-un jours d'un neurasthénique*), il vous dira toute ma pensée, mieux que je ne saurais le faire.

« Comme cela doit être doux d'être malade parmi des choses claires, mouvantes, lointaines, dans des lumières argentées, sous ces grands ciels légers, capricieux et profonds, où les jolis nuages glissent, disparaissent et reviennent, ainsi que les jolies pensées qui traversent sans cesse le ciel léger, capricieux et profond d'un cerveau ami !... »

So during the winter, our patient well live under a blue sky, among the green trees, in the middle of the luxuriant vegetation of the South. In the summer, among the peaceful mountains, or on the shores of the lakes.

I cannot resist the pleasure of reading you a passage of Octave Mirbeau, (*a « Neurasthénique » for* 21 *days*). He will explain my ideas better than I can myself.

« How sweet it must be to be ill, among things, bright, living, distant, in the silver rays of light, under the clear heavens, capricious, and deep ; where delicate clouds are swept along, disappear, and appear again as thoughts which ceaselessly cross the capricious and deep sky of a friend's mind. »

Les vastes horizons élèvent la pensée et détachent de l'analyse étroite de soi-même dans laquelle certains névropathes exaltent leurs souffrances. Inversement les horizons bornés favorisent le recueillement, mais aussi la mélancolie et la coucentration sur soi-même. C'est pourquoi les premiers conviennent plus particulièrement aux neurasthéniques déprimés.

Voici le milieu, le cadre ; alors la direction médicale interviendra pour régler les détails. Ne craignez pas les rêveries ; rêver, penser, c'est déjà de la volonté. Ce sera au médecin à donner une direction aux pensées du neurasthénique, à ses rêves et à les faire converger vers l'effort qui doit amener la guérison.

C'est le traitement psychique, il doit être conduit avec prudence, graduellement, patiemment surtout. C'est la suggestion journalière.

Vast horizons raise our thoughts and turn them from analysing our disease, which is how many patients exalt their sufferings. On the other hand, limited horizons favour meditation, but also melancholy and concentrated thoughts. This is why the first suits the depressed much better.

This is the frame ; then medical direction will intervene to settle details.

Do not be anxious about day dreaming. To dream, to think, is already the working of the will. It is the doctors duty to direct these thoughts, and dreams, and make

Il serait bien long de vous dire tous les avantages de cette cure de soleil, de lumière, d'air ; c'est toute la physicothérapie employée au traitement de la neürasthénie.

Ne croyez-vous pas que ce soit là un milieu plus favorable que le sanatorium à horizon limité, mis jusqu'à ce jour à la disposition des déprimés nerveux ?

Il est bien entendu que vous n'attendrez pas tout du milieu.

Je vous ai dit ce que devrait être le milieu idéal d'un neurasthénique ; je n'ai pas voulu dire que la thérapeutique de la neurasthénie s'arrêtait là.

Non ! je n'ignore pas tous les services que peuvent rendre la suralimentation, l'hydrothérapie, l'électricité et quelques agents pharmaceutiques.

---

them converge towards the effort which will bring them back to health. It is « psychique » treatment. It must be applied wisely, gradually and above all patiently. It is daily suggestion. It would be very long to tell you all the advantages of this cure by sun, light, and air. It is all the « physicothérapie » used in the treatment of Neurasthenia.

Do you not think that this life is more favourable than a sanatorium, with a limited horizon, to this day offered to the « déprimés » ?

Naturally, we must not expect every thing from the surroundings. I have told you what the ideal surroundings of a « neurasthénique » should be. I did not mean

Vous pourrez, vous devrez vous en servir, vous en tirerez profit ; vous en tirerez un profit d'autant plus grand
que vous vous en servirez dans un milieu plus favorable.

Nous aborderons cette partie du traitement dans une
autre publication ; il ne s'agit aujourd'hui que des avantages de la *Cure libre*.

Nous avons eu quelques malades traités ainsi, chez
des particuliers leur servant de gardes et de maîtres
d'hôtel. Nous en avons tiré grand profit et ce sont des
observations que nous publierons ; ces logeurs deve-
naient très rapidement de très bons infirmiers. D'autres

---

that the « thérapeutique » of the « neurasthénique » ended
there. No ! I am aware of the services that overfeeding,
« hydrothérapie », electricity and several pharmaceutic
productions can render us. Yon can, yon ought to use
them. You will profit by them : you will profit all the
more because you will use them in more favourable cir-
cumstances.

We will speak about this part of the subject in another
publication, to day it is a question of « Cure Libre ».

We know of patients who have been treated thus at
private houses, the family nursing them or waiting on
them. Great benefit has been derived from it, and it is
on this subject that we are about to publish a treatise.
The keepers or owners of these houses would soon be-
come very good nurses. Other patients have organized
in the villas the « Cottage System » with one of the

malades ont organisé dans des villas, le « Cottage system » avec une garde s'occupant du côté thérapeutique,
et des domestiques s'occupant du côté matériel. Là
encore les résultats ont été très supérieurs à la maison
de santé.

Dans l'un et l'autre cas il est bien entendu que le malade était isolé de sa famille et soumis à une direction
médicale journalière.

Nous publierons ces observations très en détail.

Voici les grandes lignes de notre traitement de la
neurasthénie en ce qui concerne l'organisation du dépla-
cement et de l'isolement. Nous n'avons voulu effleurer
que ces deux modes de traitement.

Nous croyons que le neurasthénique soigné dans ce
milieu s'améliorera et guérira plus rapidement, que la

---

family attending to the « thérapeutique » side and the
servants to the material side.

Here again the result has been very superior to that of
the « Convalescent Home ». In both cases, of course, the
patient is isolated from his family and is under daily medical supervision. We shall publish there remarks in
detail.

Here are the two main lines of the treatment of Neurasthenia concerning organization of change and isolation·
We believe that the « neurasthénique », nursed in this
way will improve and be cured more quickly, that the re·

rééducation de sa volonté y sera plus facile ; en un mot qu'il relèvera plus vite sa tension nerveuse.

On me demande si tout le traitement de la neurasthénie est contenu dans ces quelques lignes. Non, je n'ai voulu envisager que le milieu de placement en dehors de la maison de santé et de l'hôpital.

Je réserve absolument les détails d'organisation, les moyens thérapeutiques à employer.

Je crois que tous ces moyens auront une action plus complète, le malade ainsi installé en plein air, en pleine lumière, avec la sensation d'être en liberté.

Plus que dans la maison de santé, le rôle du médecin est actif, j'ai prononcé le mot suggestion ; je crois plus encore à la persuasion quotidienne bien employée.

A ce rôle de la persuasion, vous ajouterez selon les nécessités du moment les autres adjuvants, massage, hydrothérapie, etc., etc.

Comme Weir-Mitchell, je crois que l'isolement est la base du traitement ; je diffère de lui dans l'appréciation du milieu où il convient d'appliquer l'isolement.

---

education of the will will be easier, and in short that he will recover from his nervous affection more rapidly.

I have been asked if the *whole* treatment of Neurasthenia is contained in these few lines.

No ! I have only wished to point out the advisability of not sending our patients to convalescent homes and hospitals.

I say nothing now about the details of the organization or the « thérapeutique » means to be employed.

I believe this treatment will be more efficacious, to let our patients live in the open air, in a good light, with the sensation of freedom. The role of the Doctors will be a harder one than in the convalescent Home. I have mentioned the word « suggestion » but I believe even more in daily persuasion.

To this rôle of persuasion we must add, if needful, massage, « hydrothérapie » etc.

Like Weir-Mitchell, I believe that isolation is the basis of the treatment, but I differ from him in the appreciation of the surroundings where it is advisable to apply isolation.

Imp. J. Thevenot, Saint-Dizier (Haute-Marne).

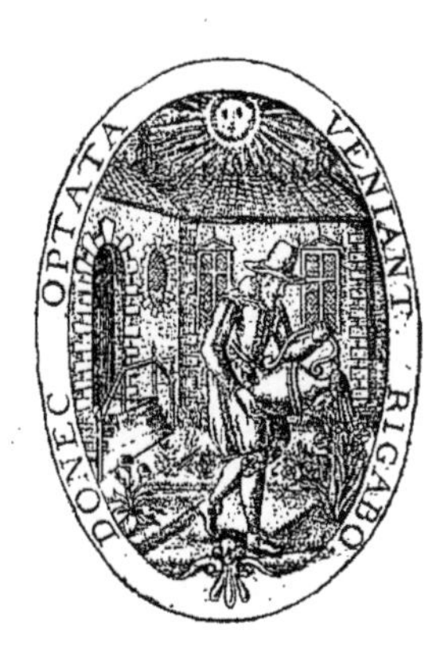

DONEC OPTATA VENIANT RIGABO

www.ingramcontent.com/pod-product-compliance
Ingram Content Group UK Ltd.
Pitfield, Milton Keynes, MK11 3LW, UK
UKHW021043120726
13693UKWH00005B/2397